BEI GRIN MACHT SICH IHR WISSEN BEZAHLT

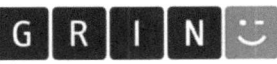

Entscheidungshilfen zur Unterstützung der partizipativen Entscheidungsfindung bei Darmkrebs

Sara Walther

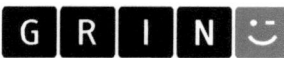

Bibliografische Information der Deutschen Nationalbibliothek:

Die Deutsche Nationalbibliothek verzeichnet diese Publikation in der Deutschen Nationalbibliografie; detaillierte bibliografische Daten sind im Internet über http://dnb.d-nb.de abrufbar.

ISBN: 9783346855268
Dieses Buch ist auch als E-Book erhältlich.

Druck und Bindung: Books on Demand GmbH, Norderstedt Germany
Gedruckt auf säurefreiem Papier aus verantwortungsvollen Quellen

Das vorliegende Werk wurde sorgfältig erarbeitet. Dennoch übernehmen Autoren und Verlag für die Richtigkeit von Angaben, Hinweisen, Links und Ratschlägen sowie eventuelle Druckfehler keine Haftung.

Das Buch bei GRIN: https://www.grin.com/document/1349917

Hausarbeit

Entscheidungshilfen zur Unterstützung der partizipativen Entscheidungsfindung bei Darmkrebs

Vorgelegt am   15. Mai 2022

Vorgelegt von   Sara Walther

Inhaltsverzeichnis

I. Abkürzungsverzeichnis

FAP	Familiäre adenomatöse Polyposis
FOBT	Fäkaler occulter Bluttest
KRK	Kolorektales Karzinom
MAP	MUTYH-assoziierte Polyposis
PEF	Partizipative Entscheidungsfindung

1. Einleitung

Das Kolonkarzinom gehörte im Jahr 2020 zu den zehn häufigsten Todesfällen. Es steht an vierter Stelle nach der Haupttodesursache, dem Bronchialkarzinom (Statistisches Bundesamt, 2021). Aus diesem Grund gehört das Kolonkarzinom zu den häufigsten Malignomen in Deutschland. Das kolorektale Karzinom (KRK) verzeichnet etwa 60.000 Neuerkrankungen im Jahr. Betroffen sind zu zwei Dritteln das Kolon und zu einem Drittel das Rektum, welche einen Tumorbefall aufweisen können (Kurreck et al., 2021, S. 1) Auf Grundlage dieser Zahlen und Fakten spiegelt sich die Relevanz des Themas wider. Die Arbeitsgemeinschaft der Wissenschaftlichen Medizinischen Fachgesellschaften e.V., die Deutsche Krebsgesellschaft e.V. und die Deutsche Krebshilfe hat ein onkologisches Leitlinienprogramm entwickelt, um Betroffenen adäquat und mit Hilfe neusten wissenschaftlichen Erkenntnissen zu helfen (Körber et al., 2019, S. 11). Die Darmkrebsfrüherkennung richtet sich an alle Menschen ab dem 50. Lebensjahr und beginnt zunächst mit einer jährlichen Stuhluntersuchung mit dem Nachweis von hämokkultem Blut. Laut einer repräsentativen Telefonbefragung des wissenschaftlichen Instituts der AOK haben weniger als die Hälfte der Menschen in der Alterspanne zwischen 50 und 54 Jahren mindestens einen Haemoccult-Test durchführen lassen (Schmuker & Zok, 2019, S.38). Um die Bevölkerung in Deutschland besser zu informieren und deren Gesundheitsbewusstsein dafür zu sensibilisieren, kommt man zu dem Entschluss, dass mehr Aufklärungsarbeit geleistet werden muss und die Bevölkerung eine bessere Zugänglichkeit zu den Informationsquellen bezüglich Vorsorgeuntersuchungen und Diagnostik- sowie Therapiealternativen benötigt. Aus diesem Grund stellen sich zwei zentrale Fragen: „Wie gelangen Menschen an wissenschaftlich fundierte aber gleichzeitig verständliche Informationen zum Thema Darmkrebsvorsorge und dessen Präventionsmaßnahmen?" und „Welche Behandlungsalternativen gibt es laut S3-Leitlinie?".

Ziel der Arbeit ist es Darmkrebsfrüherkennungsprogramme darzustellen und Betroffenen mit einem KRK Entscheidungshilfen zu präsentieren bezugnehmend der unterschiedlichen Behandlungsalternativen. Die Bevölkerung soll eine größere Transparenz und ein erweitertes Wissen zum Thema Darmkrebs erhalten und die Möglichkeiten der Präventionsmaßnahmen wahrnehmen. Es soll Aufklärungsarbeit geleistet werden, um ein Verständnis zu generieren und die Wichtigkeit der Vorsorge transparent zu machen.

In dieser Arbeit werden unterschiedliche Evidenzstufen verwendet. Anhand der S3-Leitlinie, die zur Primärliteratur der hier vorliegenden Arbeit zählt, zeigt sich der höchste wissenschaftliche Legitimationsgrad (Lelgemann & Schneider, 2007, S. 284). Die Inhalte der Arbeit basieren auf systematischen Reviews von randomisierten, kontrollierten Studien, Kohortenstudien, Fall-Kontroll-Studien, Fall-Serien und Expertenkommissionen (Bertelsmann, 2007, S. 136).

Im Verlauf dieser Arbeit wird aus Gründen der besseren Lesbarkeit ausschließlich die maskuline Form verwendet. Diese bezieht sich immer zugleich auf die männliche, weibliche sowie diverse Person. Das Krankheitsbild des KRK ist ein sehr umfangreiches Thema und wird sich daher in der hiervorliegenden Arbeit auf Inhalte fokussieren, welche einen Fallbezug (s. Kapitel 2) aufweisen. Außerdem wird ein Fallbeispiel dargestellt, welches einen Patienten beschreibt der über mehrere Wochen Stuhlgangveränderungen – unteranderem blutige Stuhlgänge – wahrnimmt sowie abdominelle Beschwerden äußert. Es kommt zur Darstellung der Lebensumstände des Betroffenen und zur Beschreibung des Krankheitsbildes des KRK. Hierbei wird kurz auf die Epidemiologie, Pathogenese sowie den klinischen Zustand eingegangen. Eine umfangreichere Darstellung wird nicht vorgenommen aus Gründen des begrenzten Umfangs der Arbeit. Auf Grundlage des beschrieben Fallbeispiels werden zentrale Probleme der Gesamtbevölkerung abgeleitet und es kommt zur Darstellung der Risikogruppen. Die Grundlage der Arbeit bildet die S3-Leitlinie KRK, welche das Ziel verfolgt eine Qualitätsverbesserung im medizinischen Versorgungssektor vorzunehmen, auf Grundlage der Wissensvermittlung (Kopp et al., 2007, S. 361). Ziel dieser S3-Leitliniendarstellung soll es sein, Präventionsmaßnahmen sowie Früherkennungsprogramme durch Screeningmethoden vorzustellen, um einen evidenzbasierten Wissenstransfer an die Patienten weiterzugeben. Dieses Leitlinienwissen ist die Grundlage für die Zusammenarbeit im interdisziplinären Team. Zu Pflegende sollen partizipativ mit in die Entscheidungsprozesse integriert werden unter Verwendung von Entscheidungshilfen, in Form von Faktenboxen. Den Patienten soll es möglich sein kurze, prägnante und wissenschaftlich hochwertige Informationen zum Thema in einer verständlichen sowie vereinfachten Form zu erhalten. Die in der Arbeit dargestellten Faktenboxen weisen ebenso einen Fallbezug auf und konzentrieren sich auf die Früherkennungsmethoden in Form von Okkultbluttestung und Sigmoidoskopien. Abschließend werden dazu Behandlungsalternativen dargestellt, welche bei einer Sigmoidoskopie oder einer Koloskopie angewendet werden. Hier wird sich auf die Polypektomie fokussiert, da sie zur häufigsten Anwendung kommt während einer Früherkennungsuntersuchung (Körber et al., 2019, S. 42). Des Weiteren werden die verschiedenen Grade eines Karzinoms beschrieben, um eine weitere Therapie festzulegen. Auf die Darstellung von umfangreichen chirurgischen Operationstechniken, radiochirurgische Therapien sowie die adjuvante und neoadjuvante Therapie wird verzichtet. Da der Fokus der Arbeit sich auf die Früherkennungsprogramme und die Malignome im „Low Risk" Stadium konzentriert (Körber et al., 2019, S. 42). Abschließend kommt es in der Diskussion zur Gegenüberstellung der Vor- und Nachteile der Vorsorgeuntersuchungen und deren Relevanz und Anerkennung in der Gesellschaft. Weiterhin wird bewertet, ob die hier dargestellten Informationen bezugnehmend auf das beschriebene Fallbeispiel zu einer Lösung führen. Schließlich wird ein Ausblick für weitere relevante assoziative Themengebiete in die Diskussion eingebracht, die in einer nachfolgenden Arbeit analysiert werden können.

2. Kolorektales Karzinom

Herr M. ist 70 Jahre alt, Rentner und lebt mit seiner Frau in einem kleinem Haus auf dem Land. Er verreist sehr gerne mit seiner Frau und sie genießen ihr Leben in vollen Zügen. Gerne gehen sie Essen und genießen kulinarische Speisen mit einem Glas Wein. Über seine Gesundheit hat sich Herr M. noch nie Sorgen gemacht, denn er hat keine körperlichen Beschwerden. Er sagt, solang sein Körper ihm keine Warnsignale in Form entsprechender Symptome äußert geht es ihm gut. Aus diesem Grund hat Herr M. auch wenig Interesse an Vorsorgeuntersuchungen. Sein Motto: „Früher gab es auch noch nicht so viele Früherkennungsuntersuchungen und man wurde trotzdem 101." Doch jetzt verspürt Herr M. seit einiger Zeit, dass er Probleme mit seiner Verdauung hat. Zu Beginn dachte er, es liegt an seiner Ernährung, dass er etwas Falsches gegessen hat. Ihm ist aufgefallen, dass er einen ständigen Wechsel zwischen dünnflüssigen Stuhlgängen bis hin zu Obstipationen hat. Herr M sucht seinen Hausarzt auf (Andreae et al., 2008, S. 546). Bei der Anamnese stellte sich heraus, dass sein Vater vor vielen Jahren ein Kolonkarzinom hatte und somit eine familiäre Disposition besteht. Sein Hausarzt schickt ihn aufgrund der familiären Disposition, seinem erhöhten Lebensalter und den Beschwerden zum Gastroenterologen und empfiehlt ihm zur Abklärung eine okkulte Bluttestung sowie eine Sigmoidoskopie. Herr M. ist verunsichert und ängstlich, denn er hat noch nie eine Darmspiegelung erhalten. Viele Fragen kommen ihm in den Kopf und er benötigt Unterstützung bei der Entscheidungsfindung.

In den nachfolgenden Abschnitten wird das Krankheitsbild des Kolonkarzinoms näher erläutert. Es kommt zur Darstellung der Pathogenese und den damit verbunden Symptomen. Weiterhin werden beeinflussende Risikofaktoren sowie Risikogruppen beschrieben. Somit können Zusammenhänge zwischen der Fallsituation Herr M. und dem theoretischen Hintergrundwissen zum Krankheitsbild des Kolonkarzinoms geknüpft werden. Hieraus ergeben sich folglich zentrale Probleme, welche wissenschaftlich beleuchtet werden.

2.1 Krankheitsbild

Bei einem Kolonkarzinom handelt es sich um einen bösartigen Tumor, welcher seine Lokalisation im Kolon sowie Rektum aufweisen kann (Pschyrembel Redaktion, 2018). Im Rahmen der Präventionsmaßnahmen, z.B. durch ein Koloskopieverfahren, können Adenome in der Dickdarmschleimhaut festgestellt werden und entfernt werden. Das Risiko, Polypen zu entwickeln, nimmt mit dem Lebensalter zu und somit ist eine Früherkennung unabdingbar (Heitland, 2010, S. 183).

Es ist zu beobachten, dass die Adeno-Karzinom-Sequenzen ursächlich für die kolorektalen Karzinome sind. Hierbei bildet das Adenom eine intraepitheliale Neoplasie. Werden diese Adenome über Jahre nicht erkannt und entfernt, kommt es zu Mutationen in den Onkogenen und somit entsteht der bösartige Tumor. Das Adenokarzinom zählt zu den häufigsten Darmkrebsformen und wird in 90%

der Fälle diagnostiziert. Die Metastasierung entsteht hämatogen. Im Fall eines Kolonkarzinoms erfolgt die Metastasierung primär in die Leber und bei einem Rektumkarzinom in die Lunge. Weiterhin ist der Befall der Lymphknoten und des Peritoneums häufig (Pschyrembel Redaktion, 2018).

In den meisten Fällen ist das Kolonkarzinom ein Zufallsbefund im Rahmen einer Vorsorgeuntersuchung. Zu Beginn verläuft es asymptomatisch und stellt somit eine große Gefahr dar. Handelt es sich um eine Fortschreitung des Karzinoms so können die zu Pflegenden Veränderungen der Stuhlgewohnheiten feststellen. Ein erstes Symptom können Blutbeimengungen im Stuhl sein. Wobei dies noch mittels eines Stuhltests valide untersucht werden muss. Des Weitern klagen die Patienten über einen geschwächten Allgemeinzustand, einhergehend mit Müdigkeit und Leistungsabfall. Neben den abdominellen Schmerzen können Knochenschmerzen ein weiters Symptom darstellen, als Folge von eventuellen Metastasen (Pschyrembel Redaktion, 2018).

Anhand hochwertiger Studien, kann aus der S3-Leitlinie „kolorektales Karzinom" entnommen werden, dass ein erhöhtes Risiko besteht an einem KRK zu erkranken, wenn ein Verwandter ersten Grades dasselbige Karzinom aufweist. Somit haben Verwandte zweiter Generation ein geringeres Risiko. Schaut man sich die Studienlage der kolorektalen Adenome an, stellt sich heraus, dass Patienten mit einem kolorektalen Adenom vor dem 50. Lebensjahr ein erhöhtes Risiko besitzen an einem KRK zu erkranken, wenn eine familiäre Disposition im Verwandtschaftsgrad eins besteht (Körber et al., 2019, S. 27). Stellen sich die Adenome im histologischen Befund als multipel oder groß dar, so besteht ebenfalls ein erhöhtes Risiko für ein KRK (Körber et al., 2019, S. 28). Zusammenfassen lassen sich diese Fakten zu den Risikoerkrankungen des familiären Polyposissyndrom, der familiären adenomatösen Polyposis (FAP), der MUTYH-assoziierten Polyposis (MAP) und dem Lynch-Syndrom. Laut einer Metaanalyse von 20 Studien zählen die familiären Dispositionen zu dem höchsten Risiko, gefolgt von der Hyperlipidämie, der Adipositas und dem Alkoholkonsum (Vergleich starker vs. kein Alkoholkonsum) (Pox & Kolligs, 2022, S. 34). Des Weiteren spielen chronisch entzündliche Darmerkrankungen, wie z.B. Morbus Crohn oder Colitis Ulcerosa eine tragende Rolle. Das Kolonkarzinomrisiko ist bei dieser Patientengruppe im Vergleich zur Normalbevölkerung erhöht einzuschätzen (Körber et al., 2019, S. 36). Zu den hier genannten Risikoerkrankungen kommen zusätzliche Lebensstilfaktoren, welche das relative Risiko erhöhen können an einem kolorektalen Karzinom zu erkranken. Hierzu zählen fleischreiche und ballaststoffarme Ernährungsweisen, vor allem mit rotem Fleisch, z.B. Schwein oder Rind. Weiterhin wirkt sich ein Alkoholkonsum von vier Gläser pro Tag oder mehr sowie Übergewicht und Diabetes mellitus negativ auf die Inzidenz des KRK aus (Pox & Kolligs, 2022, S. 34).

2.2 Zentrale Probleme

Laut dem Robert-Koch-Institut liegt der primäre Erkrankungszeitpunkt ab dem 70. Lebensjahr. Der Darmkrebs zählt bei den Männern zu der dritthäufigsten und bei den Frauen zu der zweithäufigsten

Krebserkrankung (Abu Sin et al., 2015, S. 56). Das Risiko an einem linkseitigem Kolonkarzinom oder Rektumkarzinom zu erkranken steigt um das Fünffache bei dem männlichen Geschlecht in Relation zu den Frauen (Müller, 2021, S. 14). Auf Grundlage dieser Fakten ist es wichtig Darmkrebsfrüherkennungsprogramme wahrzunehmen.

Ein zentrales Problem bei dem Kolonkarzinom ist der zu Beginn symptomfreie Krankheitsverlauf. Laut dem Versorgungs-Report des wissenschaftlichen Instituts der AOK für gesetzlich Versicherte gehen 43,3 % der Männer und 41, 4 % der Frauen nicht zur Darmkrebsfrüherkennung mittels Stuhltest, da eine Beschwerdefreiheit vorherrscht. Die Zahlen bei der Koloskopie zur Darmkrebsfrüherkennung liegen zwei bis drei Prozent höher als bei den Stuhluntersuchungen. Weiterhin führen unzureichende Informationsquellen, nicht vorhandene schriftliche Informationsmaterialien sowie komplizierte ärztliche Aufklärungen zur Unkenntnis der Bevölkerung (Schmuker & Zok., 2019, S. 40). Aktuell informieren sich 47,1 % der Männer über Möglichkeiten der Früherkennung von Darmkrebs über das Medium Internet. 50,4% der Männer nutzen den Hausarztbesuch zur Informationsquelle (Schmuker & Zok, 2019, S. 42). Es geben 15,0 % der Männer an, sich nicht einer Koloskopie zu unterziehen sowie 18,1 % der Männer nehmen nicht an einem Stuhltest teil. Neben der Unwissenheit und der Beschwerdefreiheit kommt das Problem der Ängste auf sowie dem Alltagsstress hinzu. Hier geben 10,0%-10,5% der Männer an keine Zeit für eine Koloskopie oder einen Stuhltest zu haben (Schmuker & Zok, 2019, S. 40). Genauso bestehen bei beiden Geschlechtern die Ängste gegenüber einer Koloskopie, bei Frauen mit 11,7 % und bei Männern mit 11,3 % (Schmuker & Zok, 2019, S. 41). Letztendlich kommt man zu der Erkenntnis, dass von den Menschen zwischen dem 65. und 75. Lebensjahr nur 44% eine Früherkennungskoloskopie in Anspruch genommen haben. In diesem Zeitfenster ist das erste Inanspruchnahmeintervall zur Früherkennung von Darmkrebs schon vorbei. Ein Viertel der gesetzlich Versicherten haben im anspruchsberechtigten Alter in den letzten zehn Jahren weder eine Stuhluntersuchung, noch eine Koloskopie oder eine Darmkrebs-Screening-Beratung wahrgenommen (Schmuker & Zok, 2019, S. 41).

Auf Grundlage dieser Fakten ist es wichtig die Bevölkerung da abzuholen wo sie gerade Steht, indem man Informationsquellen zugänglich macht und über Leitlinien patientengerecht aufklärt und informiert.

3.   S3-Leitlinie Kolorektales Karzinom

Leitlinien verfolgen das Ziel, eine Qualitätsverbesserung im medizinischen Versorgungssektor auf Grundlage der Wissensvermittlung vorzunehmen. Sie bilden die Basis des besten verfügbaren Wissens um eine optimale Versorgungsqualität zu gewährleisten. Hierbei kommt es zur Abwägung von Nutzen und Schaden bei der Vorgehensweise in der Umsetzung der Leitlinie und der Einbezug von Patientenwünschen sowie Bedürfnissen wird ebenso berücksichtigt (Kopp et al., 2007, S. 361). Leitlinien dienen zur Unterstützung bei Entscheidungsfindungen für das medizinische Personal sowie den Gesundheitsberufen. Der Aufbau einer Leitlinie weist systematische und strukturiert entwickelte Aussagen auf, welche bei der Entscheidungsfindung in speziellen Gesundheitsfragen bzw. Problemstellungen helfen sollen. Somit wird eine angemessene Vorgehensweise gewährleistet. Primär ist es wichtig, das umfangreiche Wissen wissenschaftlich und evidenzbasiert unmissverständlich darzustellen und die Praxiserfahrungen mit einfließen zu lassen. Weiterhin kommt es zur methodischen und klinischen Bewertung der Aspekte sowie zur Abklärung von gegenseitigen Standpunkten. Vorhandene Ressourcen sollen dabei berücksichtigt werden. Hierbei ist es wichtig die klinische Praxis zu fördern und Öffentlichkeitsarbeit zu leisten. Die Entscheidungen im medizinischen Versorgungssektor werden auf rationaler und neutraler Basis getroffen. Die Klienten müssen in den Entscheidungsprozess mit einbezogen werden und als weitere große Ressource gesehen werden (Kopp et al., 2007, S. 362).

Laut der Arbeitsgemeinschaft der Wissenschaftlichen Medizinischen Fachgesellschaft werden Leitlinien in verschiedene Stufen eingruppiert. Diese Klassifizierung erfolgt in S1, S2k, S2e und S3. Die S1-Leitlinie basiert auf Grundlagen von Handlungsempfehlungen durch Experten. Diese Art der Klassifizierung weist den geringsten Grad der wissenschaftlichen Legitimation in der Methodik sowie in der Umsetzung auf. Die S2k-Leitlinie basiert auf Grundlage der konsensbasierten Leitlinie und die Klassifizierung S2e auf einer evidenzbasierten Leitlinie. Bei der S3-Leitlinie, zeigt sich der höchste wissenschaftliche Legitimationsgrad bezugnehmend der Methodik sowie der Umsetzung. Es handelt sich hierbei um eine evidenz- und konsensbasierte Leitlinie, welche durch eine repräsentative Entwicklungsgruppe, systematischer Evidenzbasierung und strukturierter Konsensfindung charakterisiert wird (Lelgemann & Schneider, 2007, S. 284).

In den nachfolgenden Kapiteln wird die S3-Leitlinie des KRK näher beschrieben und analysiert. Es werden ausschließlich Empfehlungen und Statements aus den Evidenzstufen Ia bis III Agency for Health Care Policy and Research verwendet. Schwerpunkte werden hier die Präventionsmaßnahmen sowie die Screeningmethoden sein, welche bei einem KRK Anwendung finden.

3.1 Präventionsmaßnahmen

Da das KRK zu Beginn in der Bevölkerung asymptomatisch verläuft ist es wichtig, dass die Menschen ihre Lebensgewohnheiten optimieren und anpassen, vor allem die im Kapitel 2.1 beschriebenen Risikogruppen. In diesem Rahmen werden Präventionsmaßnahmen formuliert, welche die Gesamtheit aller Maßnahmen beschreibt, um den Eintritt bzw. die Wahrscheinlichkeit eines Kolonkarzinoms zu reduzieren (Pschyrembel Redaktion, 2016). Laut der S3-Leitlinie führt regelmäßige körperliche Aktivität zur Risikosenkung, in Kombination mit einer Gewichtsreduktion. Adipöse Personen sowie Raucher weisen eine erhöhte Disposition auf. Die Bevölkerung muss angehalten werden auf dem Tabakkonsum zu verzichten. Auf Grundlage der evidenzbasierten, wissenschaftlich fundierten Leitlinie zeigen sich Ernährungsempfehlungen. Hier wird empfohlen den Alkoholkonsum zu limitieren und geringe Mengen an rotem Fleisch zu verzehren. Das bedeutet, es sollte kein täglicher Fleischkonsum in Form von verarbeiteten Fleisch- bzw. Wurstwaren stattfinden. Ballaststoffreiche Kost hingegen kann das Risiko senken und es gilt die Empfehlung von 30g pro Tag, die beim Essen aufgenommen werden sollten. Empfehlungen bzw. Statements bezugnehmend des Fischkonsums können in der S3-Leitlinie nicht abgegeben werden (Körber et al., 2019, S. 21). Weiterhin ist das bekannte Acrylamid nicht ursächlich für ein erhöhtes Darmkrebsrisiko (Körber et al., 2019, S. 22). Acrylamid wird als Nebenprodukt der Bräunungsreaktion von kohlenhydratreichen Lebensmitteln produziert (Fiedler, 2020). Die zusätzliche Einnahme von Supplementen im Rahmen der Primärprävention wird durch die S3-Leitlinie auch nicht empfohlen. Hierzu zählen Mikronährstoffe wie z.B. Vitamine, Folsäure, Kalzium, Magnesium und Selen (Körber et al., 2019, S. 22). Weiterhin ist von einer Hormontherapie bei Frauen im Rahmen der Primärprävention abzusehen. Von der Einnahme des Medikaments Acetylsalicylsäure, soll ebenfalls abgeraten werden. Zumindest im Rahmen der Primärprävention bei Personen, welche keine Symptome aufweisen (Körber et al., 2019, S. 22).

3.2 Früherkennung durch Screeningmethoden

Früherkennungsprogramme haben das Ziel, die Prognose einer Erkrankung zu verbessern, auch wenn sie nicht die Lebenserwartung verlängern. Während solchen Früherkennungsprogrammen werden langsam wachsende Tumore schneller erkannt als schnell wachsende Tumore. Denn durch den asymptomatischen Verlauf des Kolonkarzinoms verharren die Betroffenen länger in diesem Stadium und es besteht die Chance durch Vorsorgeuntersuchungen den Tumor früher zu entdecken. Die freiwillige Teilnahme an solchen Früherkennungsprogrammen spielt hierbei eine große Rolle. Häufig sind die freiwilligen Teilnehmer gesundheitsbewusster (Steckelberg & Mühlhauser, 2011).

In den nachfolgenden Abschnitten werden die unterschiedlichen Früherkennungsprogramme näher beschrieben und in asymptomatische Verläufe sowie familiäre Dispositionen und Begleiterkrankungen klassifiziert.

Ab dem 50. Lebensjahr haben alle gesetzlich Versicherten den Anspruch auf einen immunologischen Haemoccult-Test, welcher bei unauffälligem Befund bis zum 55. Lebensjahr jährlich wiederholt werden kann. Danach ist ein Intervall von zwei Jahren aufgrund der bedingten Mortalität vorgesehen. Weiterhin erfolgt eine erste Einladung ab dem 50. Lebensjahr zur Informationsveranstaltung zum Thema Darmkrebsscreening. Hier hat die Bevölkerung die Möglichkeit über eventuelle Risiken aufgeklärt und informiert zu werden. Hierbei ist es wichtig, dass die Hausärzte eine umfangreiche und genaue Anamnese mit allen wichtigen Informationsquellen und Daten durchführen. Hierzu zählen die direkten, indirekten, objektiven und subjektiven Daten der Personen. Zusätzlich haben gesetzlich Versicherte Männer ab dem 50. Lebensjahr die Möglichkeit an einer Vorsorgekoloskopie teilzunehmen und bei Frauen gilt dieses ab dem 55. Lebensjahr. Ausnahmen bilden die Risikogruppen (Pox & Kolligs, 2022, S. 32). Laut einer repräsentativen Erhebung des Robert-Koch-Instituts aus dem Jahr 2010 wurden 22.050 Menschen ab dem 55. Lebensjahr in Deutschland interviewt. Hierbei ging es um die Inanspruchnahme einer Koloskopie. Im Alter von 55 bis 64 Jahren nahmen 53% der Frauen eine Koloskopie in Anspruch und bei den Männern 50% (Statista Research Department, 2012). Die Koloskopie, Sigmoidoskopie sowie Kapsel-Koloskopie zählen zu den endoskopischen Verfahren der Darmkrebsfrüherkennung (Körber et al., 2019, S. 24-25). Laut der S3-Leitlinie der KRK zählt die Koloskopie zu den qualitätsgesicherten Verfahren, welche die höchste Sensitivität und Spezifität aufweisen. Das Auffinden von Adenomen und damit verbundenen Karzinomen wird mit diesem Verfahren hervorragend identifiziert. Jedoch müssen Nebenwirkungen einer Koloskopie be- rücksichtigt werden und aus diesem Grund ist diese Aussage mit einem niedrigeren Evidenzgrad besetzt, welche zwar eine methodisch hochwertige Studie repräsentiert aber nicht experimentell ist (Körber et al., 2019, S. 24). Daher ist eine Sigmoidoskopie, eine sogenannte kleine Darmspiegelung, eher für Personen empfehlenswert, deren Krankheitsverlauf asymptomatisch ist und eine Kolosko- pie als Früherkennungsmaßnahme ablehnen. Das dritte endoskopische Verfahren umfasst die Kap- sel-Koloskopie, hier liegt aktuell in der S3 Leitlinie nur die Evidenzstufe vier vor, welche Meinungen von Expertengruppen bzw. angesehenen Autoritäten beschreibt. Aus Gründen der Vollständigkeit wird dieses Verfahren hier ebenfalls thematisiert. Laut Expertenmeinungen ist die Kapsel-Kolosko- pie nicht für die Vorsorgeuntersuchung bei Darmerkrankungen geeignet, wenn die Personen einen asymptomatischen Krankheitsverlauf zeigen. Die zweite Säule der Darmkrebsvorsorge bilden die Stuhltests. Hier wird der Fokus auf den fäkalen occulten Bluttest (FOBT) und den genetischen Stuhl- test gelegt. Laut einem systematischen Review wird beschrieben, dass Personen, die sich einer Darmspiegelung unterziehen, keinen FOBT benötigen. Des Weiteren bekommen Patienten mit ei- nem positiven FOBT die Indikation zu einer Koloskopie gestellt, um ein Kolonkarzinoms oder die Bildung von Adenomen auszuschließen (Körber et al., 2019, S. 25). Der genetische Stuhltest führt eine Untersuchung auf DNA-Veränderungen durch, welche aber nicht laut S3-Leitlinie zum Einsatz bei asymptomatischer Bevölkerung kommen soll. Der dritte und letzte Bereich der endoskopischen Verfahren umfasst die radiologische Diagnostik. Hier ist die CT-Kolonographie und die MR-Kolono- graphie zu benennen. Diese sollte auch nicht für die darmkrebsvorsorge bei asymptomatischer Be- völkerung zum Einsatz gebracht werden. Kann während einer Koloskopie nicht der komplette Ko- lonabschnitt dargestellt werden, so kann auf fortschreitenden Wunsch des betroffenen eine CT- oder MR-Kolonographie durchgeführt werden (Körber et al., 2019, S. 25).

Schaut man sich die Risikogruppen der allgemeinen familiären Disposition, der familiären adeno- matösen Polyposis (FAP), der MUTYH-assoziierten Polyposis (MAP), dem Lynch-Syndrom und den chronisch entzündlichen Darmerkrankungen an, kommt man zu unterschiedlichen Empfehlungen bezugnehmend der Vorsorgeuntersuchungen laut der S3-Leitlinie. Klienten, welche eine familiäre Disposition im ersten Verwandtschaftsgrad aufweisen, sollen laut Expertenkommission spätestens im Alter von 40 bis 45 Jahren eine vollumfängliche Koloskopie erhalten. Weitere Berechnungen ge- hen dahin, dass der Alterszeitpunkt des Indexpatienten minus zehn Jahre berechnet wird. Hierbei zählt der Zeitpunkt des Auftretens des KRK. Dieselbe Berechnung gilt bei den Patientengruppen mit Verwandten ersten Grades, welche kolorektale Adenome vor dem 50. Lebensjahr aufweisen. Werden im Darm keine Polypen bzw. Adenome diagnostiziert, so kann die Koloskopie alle zehn Jahre wiederholt werden (Körber et al., 2019, S. 29). Betroffene hingegen mit einer unbehandelten FAP entwickeln ausnahmslos ein KRK laut S3-Leitlinie. Aus diesem Grund ist es wichtig, dass die Betroffenen prophylaktisch und unabhängig von molekularischen Testungen immer proktokolektomiert werden. Hauptfokus hierbei ist die Kontinenzerhaltung (Körber et al., 2019, S. 33). Von Empfehlungen zur Medikamenteneinnahme zur Behandlung von Adenomen im oberen und unterem Gastrointestinaltrakt wird abgesehen (Körber et al., 2019, S. 34). Eine weitere Risikogruppe bildet der MAP. Hier ist es wichtig differentialdiagnostisch die FAP auszuschließen. Der MAP weißt ein erhöhtes Risiko gegenüber dem KRK auf. Positiv ist zu erwähnen, dass nur ein geringes Erkrankungsrisiko bei Kindern eines Betroffenen sowie heterozygoten Anlageträgern vorliegt. Dieses geringe Risiko liegt aufgrund des autosomal-rezessiven Erbgangs vor. Eine valide Diagnosestellung ist hier nur durch eine molekulargenetische Untersuchung möglich (Körber et al., 2019, S. 31). Bei dem Lynch-Syndrom wird den Betroffenen empfohlen ab dem 18. Lebensjahr oder spätestens bis zu dem 25. Lebensjahr eine genetische Beratung wahrzunehmen. Ist die krankheitsverursachende Mutation in der Familie bekannt, so muss gemäß S3-Leitlinie auf eine prädiktive Testung hingewiesen werden. Konnte die Mutation bei der Risikoperson ausgeschlossen werden, so gelten die allgemeinen Darmkrebsvorsorgemaßnahmen. Von einer medikamentösen Prävention sollte auch hier abgeraten werden (Körber et al., 2019, S. 32). Schaut man sich die letzte Risikogruppe der S3-Leitlinie an, so kommt man zu weiteren Empfehlungen bezugnehmend der chronisch entzündlichen Darmerkrankungen. Das Colitis ulcerosa assoziierte Kolonkarzinomrisiko kann durch endoskopische Überwachungsprogramme reduziert werden. Daher gilt die Empfehlung regelmäßiger Überwachungsdarmspieglungen. Bei dem Krankheitsbild Morbus Crohn, ist das Risiko an einem KRK zu erkranken ebenfalls erhöht. Hier sind endoskopische Monitoring-Programme jedoch umstritten laut der aktuellen Datenlage der S3-Leitlinie (Körber et al., 2019, S. 36).

Auf Grundlage der S3-Leitlinie werden Entscheidungshilfen, in Form von Faktenboxen für die Betroffen aufbereitet und dargestellt. Im Rahmen von Beratungsprogrammen und Öffentlichkeitsarbeit stehen den Klienten solche Informationsquellen zur Verfügung und sollen bei gesundheitsbewussten, präventiven Entscheidungsfindungen helfen. Hierbei steht immer die Patientenzentrierung und damit verbundene partizipative Entscheidungsfindung im Vordergrund.

4. Partizipative Entscheidungsfindung mit Einbezug von Entscheidungshilfen

Um eine qualitativ hochwertige Gesundheitsversorgung zu gewährleisten, ist die Einbeziehung der Patienten unabdingbar (Scholl & Hahlweg, 2021, S. 380). Seit dem Jahr 2013 ist das Patientenrecht auf dem Weg gebracht worden. Hier wird beschrieben, dass die Patienten ein Recht auf genaue und verständliche Informationen haben. Alle Behandlungsoptionen müssen eröffnet und plausibel erläutert werden (Scholl & Hahlweg, 2021, S. 382). Aus diesem Grundrecht ergibt sich die partizipative Entscheidungsfindung (PEF). Es handelt sich hierbei um einen Interaktionsprozess zwischen Arzt und Klienten. Weiterhin kommt es zum Einbezug weiterer Berufsgruppen und den Angehörigen. Die Arbeit im interdisziplinären Team ist hierbei sehr wichtig (Scholl & Hahlweg, 2021, S. 380). Im Rahmen der PEF erfolgt ein gegenseitiger Austausch unter allen Beteiligten. Es werden alle relevanten Informationen für die medizinische Entscheidungsfindung besprochen. Das medizinische Personal hat die Aufgabe evidenzbasierte diagnostische Verfahren sowie Behandlungsoptionen darzustellen. Weiterhin kommt es zum Einbezug der persönlichen Werte des Patienten und deren Lebensumstände. Es werden Vor- und Nachteile der Therapie besprochen und anschließend kommt es zu einem gemeinsamen Abwägungsprozess. Dieser dargestellte Prozess weißt eine hohe Praxisorientierung auf. Man teilt die PEF in drei Bereiche auf. Zu Beginn erfolgt der „team talk". Hierbei ist es wichtig, dass eine Kommunikation auf Augenhöhe stattfindet. Es wird der Rahmen und die anstehende Agenda besprochen. Im zweiten Abschnitt geht es in den „option talk". Hier werden therapeutische und diagnostische Möglichkeiten besprochen und deren jeweiliger Nutzen und die damit verbundenen Risiken. Am Ende ist sicherzustellen, dass alle Informationen verstanden worden sind und es keine offenen Fragen mehr gibt. Der letzte und dritte Bereich bildet der „decision talk". Es kommt zur Abwägung der vorgestellten Optionen, Entscheidungsfindung und zur prospektiven Abstimmung des Vorgehens (Scholl & Hahlweg, 2021, S. 382).

Auf Basis dieser Erkenntnisse ist es wichtig, dass die Bevölkerung vor allem bei Vorsorgeuntersuchungen evidenzbasierte Informationen erhält und in den Entscheidungsprozess partizipativ mit einbezogen wird (Schmuker & Zok, 2019, S. 39). Aus diesem Grund bietet das Harding-Zentrum für Risikokompetenz Informationen über Nutzen und Schaden von Früherkennungsprogrammen an. Ziel des Harting Zentrums ist es, dass die Menschen Risiken besser verstehen und einschätzen können und dadurch kompetenter damit umgehen. In den nachfolgenden Kapiteln wird die Faktenbox über allgemeine Früherkennung von Darmkrebs von Frauen und Männern dargestellt sowie die Faktenbox zur Früherkennung von okkultem Blut (Gigerenzer, k.D.).

4.1 Faktenboxen zur Früherkennung von Darmkrebs bei Frauen und Männern

Die Faktenboxen zur Früherkennung von Darmkrebs bei Frauen und Männern analysiert die sog. kleine Darmspiegelung, die Sigmoidoskopie. Bei der ersten Faktenbox zur Früherkennung von Darmkrebs stehen die Zahlen für Frauen ab dem 50. Lebensjahr. Diese Frauen haben innerhalb von mindestens zehn Jahren an einer Sigmoidoskopie teilgenommen oder nicht teilgenommen. Insgesamt handelt es sich in der Faktenbox um jeweils 1.000 Frauen mit einem endoskopischen Verfahren (Sigmoidoskopie) und um 1.000 Frauen ohne endoskopische Verfahren (Sigmoidoskopie). Hierbei wird einmal der Nutzen und Schaden gegenübergestellt. Insgesamt starben vier von 1.000 Frauen an Darmkrebs, die in ihrem Leben keine Früherkennung wahrgenommen haben gegenüber Frauen, die Screenings zwecks Früherkennung genutzt haben. Hier sind drei von 1.000 Frauen verstorben. Aus dieser Tatsache ergibt sich, dass eine von 1.000 Frauen mittels des endoskopischen Früherkennungsprogramms vor dem Tod durch ein KRK bewahrt wurde. Die Diagnose fortgeschrittener Darmkrebs wurde bei zwölf von 1.000 Frauen ohne Früherkennung diagnostiziert und mit einer Sigmoidoskopie sind es nur zehn von 1.000 Frauen. Dies bedeutet wiederum, dass zwei Frauen eine bessere Prognose und somit im Zweifelsfall ein besseres Outcome aufweisen. Des Weiteren können durch Sigmoidoskopien Polypen entfernt werden, welche die Vorstufe zu einem Kolonkarzinom bilden. Werden keine Darmspieglungen durchgeführt, so bleiben die Polypen unentdeckt und entwickeln sich zu einem bösartigen Tumor mit eventueller Metastasierung. Betrachtet man den Schaden gegenüber dem Nutzen einer Sigmoidoskopie stellt man fest, dass 200 von 1.000 Frauen während der Untersuchung mittelstarke bis starke Schmerzen äußerten. Bei weniger als einer Person kam es zu schwerwiegenden Komplikationen, wie z.B. zu Darmperforationen oder Blutungen. Die hier dargestellten Zahlen beziehen sich auf Durchschnittswerte, die bezüglich der Studien zu Frauen angegeben wurden. Mögliche Schäden, die durch eine kleine Darmspiegelung entstehen können, werden bei Frauen, die sich keiner endoskopischen Früherkennung unterzogen haben ausgeschlossen (Harding-Zentrum für Risikokompetenz, 2019).

In der Faktenbox zur Früherkennung von Darmkrebs bei Männern stehen die nachfolgenden Zahlen für das Lebensalter ab 50. In dieser Faktenbox werden ebenso Männer mit und ohne flexibler Sigmoidoskopie analysiert. Bei 1.000 Männern, welche keine kleine Darmspieglung zur Prävention angenommen haben sind fünf verstorben. Hingegen zu den 1.000 Männern mit einer Darmspieglung, sind nur drei von 1.000 Männern verstorben. Somit konnten durch eine Früherkennung mittels der Sigmoidoskopie zwei von 1.000 Männern vor dem Tod bewahrt werden. Der Bereich des Schadens stellt sich wie bei den Frauen dar. 200 von 1.000 Männern weisen während der kleinen Darmspieglung mittelstarke bis starke Schmerzen auf. Jedoch können solche Schmerzen während der Untersuchung mit einem Analgetika oder einer tieferen Sedierung kompensiert werden. In seltenen Fällen kommt es zu Darmverletzungen oder -blutungen. Hier ist es auch wieder weniger als ein Mann von den 1.000 Männern (Harding-Zentrum für Risikokompetenz, 2019).

4.2 Faktenboxen zur Früherkennung von okkultem Blut

Bei der Faktenbox der Darmkrebsvorsorge mittels des Testverfahrens von verborgenem Blut im Stuhl (Okkulttest) sind hier Frauen und Männer ab dem 45. Lebensjahr dargestellt und analysiert worden. Die hier beschriebene Testgruppe von 1.000 Menschen sind entweder jährlich oder alle zwei Jahre zur Okkultbluttestung gegangen. Weitere 1.000 Frauen und Männer haben die Vorsorgeuntersuchung per Okkultbluttest abgelehnt. Es liegt ein Beobachtungszeitfenster zwischen neun und 30 Jahren vor. Auch in dieser Faktenbox werden wieder Nutzen und Schaden gegenübergestellt. Sieben von 1.000 Menschen starben an einem Darmkrebs, welche sich keiner Früherkennung mittels Okkultbluttest unterzogen haben, im Gegensatz zu den 1.000 Menschen mit Testung. Hier starben sechs von 1.000 Menschen an einem KRK. Daraus folgt, dass eine Person vor dem Tod infolge des Darmkrebs gerettet werden konnte. Bei zehn von 1.000 Menschen wurde ein progredienter Darmkrebs diagnostiziert. Diese Menschengruppe hat den Okkultbluttest abgelehnt. Hingegen der anderen Gruppe von 1.000 Menschen, in der nur neun Personen einen progredienten Darmkrebs aufwiesen. Aus den Zahlen ergibt sich, dass eine Person durch den Okkultbluttest vor dem Tod gerettet werden konnte. Schaut man sich den Schaden bzw. die negativen Seiten des Tests an so kommt man zu dem Ergebnis, dass zwölf Menschen von 1.000 ein falsch-positives Ergebnis erhalten haben. Hier haben die Menschen kein Darmkrebs und haben sich einer unnötigen Folgeuntersuchung (Koloskopie) unterzogen. Sechs von 1.000 Menschen erhielten hingegen ein falschnegatives Ergebnis, dass eine Folgeuntersuchung laut S3-Leitlinie für eine Koloskopie ausschließt. Trotzdem können falsch-negative Ergebnisse nicht als alleiniges Entscheidungskriterium genutzt werden. Der klinische Zustand des Patienten ist jederzeit mit einzubeziehen sowie weitere labordiagnostische Untersuchungen, sodass das interdisziplinäre Team zur Abklärung der Symptome (falls vorhanden) ein endoskopisches Verfahren trotzdem als sinnvoll erachten würde (Harding-Zentrum für Risikokompetenz, 2016).

5. Behandlungsalternativen

Bezugnehmend auf die Fallsituation von Herrn M. beschäftigt sich der nachfolgende Abschnitt primär mit der Behandlungstechnik mit Fallbezug. Fällt der Okkultbluttest positiv aus und wird während der Kolos- bzw. Sigmoidoskopie ein oder mehrere Polypen festgestellt so kann es zur endoskopischen Polyektomie kommen sowie zur histologischen Befundermittlung.

Da alle konventionellen Adenome ein malignes Potenzial aufweisen ist es umso wichtiger diese zu entfernen (Probst & Messmann, 2021, S. 77). Denn mit der Entfernung maligner Polypen kann die Inzidenz des Kolonkarzinoms reduziert werden (Probst & Messmann, 2021, S. 75). Dies findet in der Regel durch ein endoskopisches Verfahren während der Kolos- oder Sigmoidoskopie statt. Ausnahme bilden die hyperplastischen Polypen im Rektosigmoid, welche einen Durchmesser von < 5mm aufweisen. Diese Art der Polypen müssen nicht entfernt werden. Polypen mit einer Größe von ≤ 5 mm können mittels einer Biopsiezange entfernt werden, während ab einer Polypengröße von 6 - 9 mm eine Schlingenresektion ohne Hochfrequenzstrom empfohlen wird. Die großen Polypen ab ≥ 10 mm werden mittels eines Resektionsverfahrens abgetragen unter Verwendung von Hochfrequenzstrom (Probst & Messmann, 2021, S. 77). Weiterhin kann es bei so großen Polypentypen zu zusätzlichen Blutungen kommen und aus diesem Grund wird eine Blutungsprophylaxe empfohlen. Es wird z.B. das Arzneimittel Suprarenin in den Polypenstiel oder Polypenkopf injiziert. Mit dieser Technik wird die Blutung gestillt und unterbunden (Probst & Messmann, 2021, S. 79). Laut S3-Leitlinie kann die Abtragung von Polypen mehrzeitig erfolgen und verfolgt das Ziel eines polypenfreien Darms (Körber et al., 2019, S. 41). Nach Meinungen der Expertenkommission ist die histologische Untersuchung der abgetragenen Polypen unabdingbar. Laut den Kriterien der World Health Organization müssen nach Abtragungen der Polypen vollständige Aussagen getroffen werden, wie z.B.

welcher histologische Wachstumsgrad vorliegt oder was für ein Ausmaß der intraepithelialen Neo-plasie vorhanden ist. Wird histologisch ein Karzinom nachgewiesen, muss es verschiedene Merk-male aufweisen. Zu Beginn ist es wichtig den histologischen Differenzierungsgrad zu bestimmen sowie die Lymphgefäß Klassifikation zu definieren. Hier stellt sich die Frage, sind Lymphgefäßinva-sionen vorhanden oder nicht. Des Weiteren muss das Ausmaß der Tiefeninfiltration dargestellt wer-den. Am Ende wird eine Beurteilung der Resektionsränder vorgenommen. Bezüglich weiterer thera-peutischer Konsequenzen kommt es zur zusammenfassenden Klassifikation, d.h. wie groß ist das Ausmaß der Tiefeninfiltration. Hier wird in „Low-Risk" und „High Risk" unterschieden. Unter der Be-grifflichkeit „Low-Risk" versteht man den Grad eins und zwei ohne Lymphgefäßeinbrüche. Bei dem hohen Risiko „High-Risk", liegt der Grad drei bis vier vor mit oder ohne Lymphgefäßeinbrüchen. Bei der Low-Risk Situation, welche mit karzinomfreien Polypen einhergeht, kann auf die onkologische Nachresektion verzichtet werden. Befindet sich der Betroffene im Bereich der High-Risk Situation, so ist eine radikale chirurgische Behandlung laut S3-Leitlinie vorgesehen, auch wenn eine komplette Entfernung des Polypen stattgefunden hat (Körber et al., 2019, S. 42). Schaut man sich die S3-Leitlinie bezugnehmend der FAP an, welche im Fallbeispiel zu finden ist, so wird die restaurative Proktokolektomie mit Dünndarm-Pouch durchgeführt sowie die Entfernung der Lymphknoten ent-sprechend der Lage des Karzinoms (Körber et al., 2019, S. 58).

Abschließend ist zu sagen, dass alle Patienten mit einem KRK nach Abschluss ihrer Therapie in der interdisziplinären Tumorkonferenz vorgestellt werden sollten laut Expertenkommission. Primär zählt hierzu das Kolonkarzinom im Stadium IV, Patienten mit Fernmetastasen, bösartige Tumore im Be-reich des Rektums sowie Lokalrezidive (Körber et al., 2019, S. 46).

6. Diskussion

Nimmt man eine Analyse der Rechercheergebnisse vor so zeigt sich, dass die Teilnahme und das Wissen über Darmkrebsfrüherkennungsprogramme bei Frauen und Männern unterschiedlich aus-geprägt ist und nicht gleichermaßen befürwortet wird (Schmuker & Zok, 2019, S. 45). Das lässt sich an den Studienteilnehmern erklären, welche als AOK-Versicherte an der Befragung des Versor-gungs-Report des wissenschaftlichen Instituts der AOK teilgenommen haben. Hier hat ein Viertel der gesetzlich Versicherten weder eine Stuhluntersuchung, noch eine Koloskopie oder eine Darm-krebs-Screening-Beratung wahrgenommen (Schmuker & Zok, 2019, S. 41). Genauso signalisieren Menschen, dass sie sich nicht mit unnötigen Untersuchungen belasten möchten, wenn keine Symp-tome bzw. Beschwerden vorliegen (Schmuker & Zok, 2019, S. 45). Schaut man sich die Verbreitung von den Informationsmaterialien oder Beratungsgesprächen an, so kommt man zum Ergebnis, dass sich 50,4 % der Männer und 40,2% der Frauen Informationen zur Vorsorge bei Ihrem Hausarzt ein-holen. Die Männer hingegen zeigen eine deutliche Affinität dem Internet gegenüber. Es ist primär wichtig, dass weitere qualitativ hochwertige Informationsquellen angeboten werden und der Bevöl-kerung zugänglich sind. Hierzu zählen die Informationen über Fachärzte, Krankenkassen,

Fachzeitschriften sowie Bücher, Presse, Fernsehen und Apotheken oder Verbraucherzentralen (Schmuker & Zok, 2019, S. 42). Die Bevölkerung muss für das Thema Prävention über unterschiedliche Kanäle sensibilisiert und aktiviert werden. Hierbei ist es wichtig die Bevölkerung altersgerecht abzuholen und die Informationen aufzubereiten. Im heutigen Zeitalter von Social Media ist es wichtig Menschen über Webseiten und Apps anzusprechen. Plattformen, wie Facebook, Instagram und YouTube sollten Werbung für Darmkrebsvorsorge machen. Die Bevölkerung muss im Rahmen dessen auf den unterschiedlichsten Bildungsniveaus abgeholt werden. Wissenschaftlich fundiertes Wissen mit einem hohem Grad der Evidenzstufe muss verständlich und bildungsorientiert Kenntnisse vermitteln und grafisch darstellen um das Thema ansprechender zu machen. Hierbei können Podcast oder Erklärvideos im freizugänglichen Netzwerk genutzt werden. Ängste gegenüber der Koloskopie, die von Frauen und Männern geäußert worden sind, können mittels Videosequenzen von durchgeführten Untersuchungen reduziert werden. Auf diese Art und Weise können sich die Menschen besser auf den Ablauf und die Art der Koloskopie einstellen. Dies soll aber selbstverständlich nur in Kombination mit professionellen Aufklärungsgesprächen stattfinden. Im Rahmen dieser Aufklärungsgespräche bzw. der Darmkrebs-Screening-Beratung ist ein deutlicher Verweis auf die sogenannten Faktenboxen des Harding-Zentrums für Risikokompetenz vorzunehmen. Faktenboxen sollen der Bevölkerung einen Überblick über wissenschaftliche Erkenntnisse in einem kurzen, verständlichen Faktenpapier darstellen. Eine Verbesserung hierfür ist eine übersichtlichere Darstellung in Form einer Tabellen für Darmkrebsfrüherkennungen. Mehrere Studien haben hierbei gezeigt, dass Faktenboxen den Nutzen und die Risiken für die Gesamtbevölkerung darstellen können (Harding-Zentrum für Risikokompetenz, k.D.).

Transferiert man die hier dargestellte wissenschaftliche Lage auf die Fallsituation von Herrn M., kann man deutlich erkennen, dass er zu dem Anteil der Bevölkerung gehört, die an keiner Früherkennungsmaßnahme teilgenommen hat. Ursache hierfür kann sein zu Beginn asymptomatischer Verlauf darstellen oder eventuelle Ängste, denn sein Vater hatte Darmkrebs. Aufgrund der aktuellen Stuhlgangveränderungen ist es unabdingbar Herrn M. die Untersuchungsmöglichkeit des Okkulttests anzubieten und nachfolgend eine Sigmoidoskopie durchzuführen. Damit Herr M. die Notwendigkeit der Untersuchungen erkennt ist es wichtig das der Gastroenterologe mit Hilfe der Faktenbox „Okkultblutestung", „Sigmoidoskopie" und der S3-Leitlinie KRK die Datenlagen klar verständlich übermittelt und somit die Notwendigkeit verdeutlicht. Da er zu der Risikogruppe zählt, welche einen Verwandten ersten Grades mit einem KRK haben, besagt die Leitlinie, dass ebenfalls ein erhöhtes Risiko für ein Kolonkarzinom bei ihm besteht (Körber et al., 2019, S. 27). Des Weiteren fällt Herr M. in das primäre Erkrankungsalter ab 70, laut Robert-Koch-Institut (Abu Sin et al., 2015, S. 56). Die Faktenbox hat bewiesen, dass durch die Okkultbluttestung eine von 1000 Personen vor dem Tod durch Darmkrebs gerettet werden konnte. Auch wenn laut der Faktenbox falsch-positive Ergebnisse bei der Testung herauskommen können und sich somit eine unnötige Darmspiegelung daraus ergeben könnte ist dies bei Herrn M. eher unwahrscheinlich. Da seine familiäre Situation, das Lebensalter und die aktuellen Beschwerden mehr für einen richtig-positiven Test sprechen, als für einen falsch-positiven Test (Harding-Zentrum für Risikokompetenz, 2016). Maßgeblich relevant ist außerdem die endoskopische Untersuchung mittels Sigmoidoskopie bei Herrn M.. Denn hier konnten zwei von 1.000 Männern durch eine Sigmoidoskopie vor dem Tod bewahrt werden. Zwar ist es wichtig Herrn M. über die eventuellen Komplikationen in Form von Schmerzen und Blutungen zu informieren, jedoch stellt sich die Frage ob diese Komplikationen gegenüber einer bösartigen Darmkrebsdiagnose überwiegen (Harding-Zentrum für Risikokompetenz, 2019). Zur Schmerzkompensation kann ein Analgetika verabreicht werden und bei Blutungen kann Suprarenin zur Anwendung kommen (Probst & Messmann, 2021, S. 79). Fällt der Okkultbluttest positiv aus, so ist es laut S3-Leitlinie unabdingbar eine Koloskopie mit eventueller Polypektomie durchzuführen (Körber et al., 2019, S. 41). Wenn dieser Fall eintritt, ist es wichtig Herrn M. situationsgerecht über die Polypektomie bezugnehmend auf die Entnahmeart und weiterer Nachsorge aufzuklären. Es können chirurgische Behandlungsalternativen je nach Art und Ausbreitung der Polyplage eine Rolle spielen sowie adjuvante und neoadjuvante Begleittherapien. Zusätzlich könnte Herrn M. noch das Thema der Nachsorge interessieren sowie die Verhaltensweisen nach der Koloskopie. Das Thema der Körperbildveränderung bei eventuellen chirurgischen Eingriffen, welche nicht laparoskopisch stattfinden können, kann auch ein Interessengebiet darstellen. Weiterhin ist eine Verbesserung des Lebensstils bezugnehmend der Ernährung mit einer eventuellen Ernährungsberatung zu fokussieren. Auch hier kann sich wieder auf die Empfehlungen der S3-Leitlinie des KRK berufen werden.

7. Fazit

Die prospektive gesundheitliche Versorgungsgestaltung sowie der aktuelle Gesundheitszustand und das Krankheitsspektrum steht im engen Zusammenhang mit dem demografischen Wandel in der Bevölkerung. Die Medizin entwickelt sich immer weiter und aus diesem Grund kann die Mortalität an Erkrankungen, welche früher noch zur Letalität geführt haben, heute durch den Fortschritt der Vorsorgeuntersuchungen und Früherkennungsprogramme reduziert werden. Gleichzeitig steht aber auch das Gesundheitswesen vor einer großen Herausforderung, denn es muss immer eine Weiterentwicklung stattfinden. Ziel der Weltgesundheitsorganisation ist die Gesundheit im Alter zu verbessern, und wird als „Active Ageing" beschrieben. Kerninhalte stellen hier die Gesundheit, Teilhabe, Partizipation und Sicherheit dar (Abu Sin et al., 2015, S. 488).

Damit das Konzept „Active Ageing" umgesetzt werden kann benötigt es zahlreiche Ansätze und Implementierungen. Ein Baustein stellt die Implementierung sowie Weiterentwicklung des PEF Konzeptes dar, welches im deutschen Gesundheitswesen aktiv seine Umsetzung findet. Die flächendeckende Regelversorgung jedoch ist noch nicht gewährleistet und muss weiterhin forciert werden. Grundlage hierfür ist die Offenheit des interdisziplinären Teams. Eine wichtige Voraussetzung hierfür ist die Kommunikationskompetenz. Ist diese gewährleistet kommt es zu einer optimalen Arzt-Patienten-Interaktion, welche die Basis der PEF bildet. Weiterhin empfiehlt es sich auch aus ethischer und juristischer Sicht. Die PEF wird durch die Gesundheitspolitik gefördert und die Patienten befürworten diese Art des Austausches. Um ein Gelingen vorauszusetzen ist eine partizipative Haltung bei allen Beteiligten unverzichtbar. Nur so können konkrete Umsetzungsprozesse unter Einbezug des Risikomanagements kommuniziert werden. Spezielle Entscheidungshilfen in Form von Faktenboxen können das Entscheidungsgespräch ergänzen und bieten eine optimale Vorbereitung. Somit kann die Fragestellung „Wie gelangen Menschen an wissenschaftlich fundierte aber gleichzeitig verständliche Informationen zum Thema Darmkrebsvorsorge und dessen Präventionsmaßnahmen?", als ein Anteil in der Arbeit beantwortet werden (Bieber, 2016, S. 205). Darüber hinaus wird das Informationsmaterial für die PEF von allen Experten als hilfreich und als ein adäquates Werkzeug angesehen. Es benötigt ein Einfaches und für die Bevölkerung zugängliches Portal, z.B. die Plattform des Harding-Zentrums für Risikomanagement. Hier erfolgt eine übersichtliche, strukturierte Darstellung von wissenschaftlichen Zahlen, Daten und Fakten. Erfasst man diese Informationen bekommt man einen Eindruck wie hoch das Risiko ist, z.B. Komplikationen bei einer Sigmoidoskopie zu bekommen. Nicht nur die Bevölkerung muss die Ablageorte der Informationsmaterialien kennen, sondern auch in erster Linie das medizinische und pflegerische Personal. An Fakultäten und in Akademien des Gesundheitswesen muss somit die distinktive Vermittlung dieser wegweisenden Informationsquellen an die angehenden Fachkräfte erfolgen, um einen optimalen, wissenschaftlich fundierten Beratungsbedarf abzudecken. Die didaktisch wertvolle Aufbereitung der Informationsmaterialien spielt hierbei eine große Rolle. Visuelle oder haptisch ansprechende Materialien unterstützen das Arzt-Pflege-Patienten-Gespräch optimal (Bittner & Schmidt-Kaehler, 2018, S. 43).

Abschließend lässt sich sagen, dass die überwiegende Zahl der KRK durch Früherkennungsuntersuchungen und verbesserte Lebensumstände reduziert werden kann. Die Basis hierbei bilden die immunologischen Stuhltests und die endoskopischen Verfahren, welche ein KRK im Frühstadium identifizieren. Aus diesem Grund zählt die Koloskopie zu dem Goldstandard der Vorsorgeuntersuchungen. Lebensstilbeeinflussende Faktoren sind hierbei der Alkohol- und Nikotinkonsum, die fleischreiche Ernährung sowie die Adipositas (Pox & Kolligs, 2022, S. 38).

IV. Literaturverzeichnis

Abu Sin, M., Askar, M., Beermann, S., Bertz, J., Buda, S., Busch, M., Du, Y., Dudareva-Vizule, S., Ellert, U., Fehr, A., Frank, C., Fuchs, J., Gärtner, B., Gößwald, A., Hamouda, O., Hapke, U., Hauer, B., Heidemann, C., Hense, S. ... Niemann, H. (2015). *Gesundheit in Deutschland. Gesundheitsberichterstattung des Bundes.* https://doi.org/10.17886/rkipubl-2015-003

Andreae, S., Avelini, P., Berg, M., Blank, I. & Burk, A. (2008). *Lexikon der Krankheiten und Untersuchungen: Die 1000 wichtigsten Krankheiten und Untersuchungen* (2. überarb. und erw. Aufl.). Thieme. https://books.google.de/books?hl=de&lr=&id=ci5INZz-SUU4C&oi=fnd&pg=PA8&dq=fallbeispiel+pflege+kolonkarzinom&ots=GCq8-aa6e3&sig=03mPRwF46vbWRz9hzXUesTQx2Gc#v=onepage&q&f=false

Benz, S., Grützmann, R. & Stinner, B. (Hrsg.). (2021). *Chirurgie des Kolonkarzinoms.* Springer Berlin Heidelberg. https://doi.org/10.1007/978-3-662-60453-3

Bertelsmann, H., Lerzynski, G. & Kunz, R. (2007). Kritische Bewertung von Studien zu therapeutischen Interventionen. In R. Kunz (Hrsg.), *Lehrbuch evidenzbasierte Medizin in Klinik und Praxis: Mit 85 Tabellen* (2. Aufl., S. 133–148). Dt. Ärzte-Verl.

Bieber, C., Gschwendtner, K., Müller, N. & Eich, W. (2016). Partizipative Entscheidungsfindung (PEF) - Patient und Arzt als Team [Shared Decision Making (SDM) - Patient and Physician as a Team]. *Psychotherapie, Psychosomatik, medizinische Psychologie, 66*(5), 195–207. https://doi.org/10.1055/s-0042-105277

Bittner, A. & Schmidt-Kaehler, S. (2018). *Gemeinsam entscheiden im Klinikalltag: Ergebnisse von Fokusgruppengesprächen mit jungen Ärzten.* Bertelsmann Stiftung. https://www.bertelsmann-stiftung.de/fileadmin/files/BSt/Publikationen/GrauePublikationen/VV_Studie_Gemeinsam_entscheiden_final_online.pdf

Fiedl, K. (2020). *Acrylamid.* https://www.pschyrembel.de/Acrylamid/K00F3/doc/

Gigerenzer, G. (k.D.). *Über das Harding-Zentrum.* https://www.hardingcenter.de/de/das-harding-zentrum/ueber-das-harding-zentrum

Günster, C., Robra, B.-P, Schmacke, N., Schmuker, C., Klauber, J. & Beydoun, G. (Hrsg.). (2019). *Versorgungs-Report: Früherkennung.* Medizinisch Wissenschaftliche Verlagsgesellschaft. https://www.mwv-open.de/site/books/10.32745/9783954664542/

Harding-Zentrum für Risikokompetenz (Hrsg.). (k.D.). *Faktenboxen: Woher stammt die Idee?* https://www.hardingcenter.de/de/transfer-und-nutzen/faktenboxen

Harding-Zentrum für Risikokompetenz (Hrsg.). (2016). *Darmkrebs-Früherkennung durch den Test auf verborgenes Blut im Stuhl (Okkultbluttest).* https://www.hardingcenter.de/de/krebs-frueherkennung/darmkrebs-frueherkennung/darmkrebs-frueherkennung-durch-den-test-auf

Harding-Zentrum für Risikokompetenz (Hrsg.). (2019a). *Früherkennung von Darmkrebs bei Frauen durch die kleine Darmspiegelung (flexible Sigmoidoskopie).*

https://www.hardingcenter.de/de/krebs-frueherkennung/darmkrebs-frueherkennung/frueher-kennung-von-darmkrebs-bei-frauen-durch-die

Harding-Zentrum für Risikokompetenz (Hrsg.). (2019b). *Früherkennung von Darmkrebs bei Män-nernn durch die kleine Darmspiegelung (flexible Sigmoidoskopie): durch die kleine Darm-spiegelung (flexible Sigmoidoskopie).* https://www.hardingcenter.de/de/krebs-frueherken-nung/darmkrebs-frueherkennung/frueherkennung-von-darmkrebs-bei-maennern-durch-die

Heitland, W. (2010). Kolonkarzinom. *DoctorConsult - The Journal. Wissen für Klinik und Praxis, 1*(3), e183-e189. https://doi.org/10.1016/j.dcjwkp.2010.10.009

Kopp, I., Lelgemann, M. & Ollenschläger, G. (2007). Evidenzbasierte Medizin und Leitlinien. In R. Kunz (Hrsg.), *Lehrbuch evidenzbasierte Medizin in Klinik und Praxis: Mit 85 Tabellen* (2. Aufl., S. 361–373). Dt. Ärzte-Verl.

Körber, J., Caspari, R., Link, H., Barlag, H., Heußner, P., Geissler, M., Hofheinz, R.-D., Stintzing, S., Heinemann, V., Arnold, D., Hegewisch-Becker, S., Köhne, C.-H., Landenberger, M., Barre-ton, G., Höckel, M., Hübner, J., Wolff, H.A., Menke, J., Theilmeier, A. ... Eckart, M.J. (2019). *Leitlinienprogramm Onkologie: S3-Leitlinie Kolorektales Karzinom | Version 2.1 | Januar 2019 1 S3-Leitlinie Kolorektales Karzinom.* https://www.awmf.org/uploads/tx_szleitli-nien/021-007OLI_S3_Kolorektales-Karzinom-KRK_2019-01.pdf

Kurreck, A., Modest, D. P., Einem, J. & Stintzing, S. (2021). Systemische Therapie des metastasier-ten Kolonkarzinoms. *Der Onkologe, 27*(3), 259–266. https://doi.org/10.1007/s00761-020-00875-7

Lelgemann, M. & Schneider, M. (2007). EbM in der Rheumatologie – die interdisziplinäre Leitlinie: Management der frühen Rheumatoiden Arthritis. In R. Kunz (Hrsg.), *Lehrbuch evidenzba-sierte Medizin in Klinik und Praxis: Mit 85 Tabellen* (2. Aufl.). Dt. Ärzte-Verl.

Mehrholz, J. (2010). Wissenschaft erklärt: Evidenzstufen – Studien nach ihrer Qualität einordnen. *Ergopraxis, 3*(06), 14. https://doi.org/10.1055/s-0030-1255425

Müller, T. (2021). Beim Kolonkarzinom ist auf Geschlechtsunterschiede zu achten. *MMW - Fort-schritte der Medizin, 163*(10), 14.

Pox, C. P. & Kolligs, F. T. (2022). Kolonkarzinom. Vorsorge und Früherkennung – ein Update. *Der Onkologe, 28*(1), 32–39. https://doi.org/10.1007/s00761-021-01037-z

Probst, A. & Messmann, M. (2021). Endoskopische Resektion von prä- und frühmalignen Läsionen des Kolons. In Benz, S., Grützmann, R. & Stinner, B. (Hrsg.), *Chirurgie des Kolonkarzinoms* (S. 73–86). Springer Berlin Heidelberg.

Pschyrembel Redaktion. (2016). *Prävention.* https://www.pschyrembel.de/Pr%C3%A4ven-tion/K0HLD/doc/

Pschyrembel Redaktion. (2018). *Kolorektales Karzinom (KRK).* https://www.pschyrembel.de/Kolon-karzinom/K0BFU/doc/

Rebscher, H. & Kaufmann, S. (Hrsg.). (2016). *Präventionsmanagement in Gesundheitssystemen: Gesundheitsmarkt in der Praxis* (Bd. 8). medhochzwei. https://online-bibliothek-medhoch-zwei-verlag-de.pxz.iubh.de:8443/bibliothek/bibliothek/start.xav#__biblio-thek__%2F%2F*%5B%40attr_id%3D%27Praevention%2F%2FS_MED2_DSGG8%2FBei-trag_12%2FKap_7%27%5D__1649753349775

Schmuker, C. & Zok, K. (2019). Informierte Teilnahme an Früherkennungsuntersuchungen: Ergeb-nisse einer Befragung unter GKV-Versicherten. In Günster, C., Robra, B.-P, Schmacke, N., Schmuker, C., Klauber, J. & Beydoun, G. (Hrsg.), *Versorgungs-Report: Früherkennung* (S. 31–48). Medizinisch Wissenschaftliche Verlagsgesellschaft.

Scholl, I. & Hahlweg, P. (2021). Patient:innenzentrierung und partizipative Entscheidungsfindung. *Forum, 36*(5), 380–386. https://doi.org/10.1007/s12312-021-00983-4

Siewert, J. R., Rothmund, M. & Schumpelick, V. (2006). *Praxis der Viszeralchirurgie: Onkologische Chirurgie* (2. Auflage). Springer.

Soskuty, G. & Bauch, M. (2016). Schlussbetrachtung. In Rebscher, H. & Kaufmann, S. (Hrsg.), *Prä-ventionsmanagement in Gesundheitssystemen: Gesundheitsmarkt in der Praxis*. medhoch-zwei.

Statista Research Department (Hrsg.). (2012). *Inanspruchnahme von Darmspiegelungen in Deutschland nach Alter, Geschlecht und Bildungsgruppe im Jahr 2010*. https://de.sta-tista.com/statistik/daten/studie/242417/umfrage/inanspruchnahme-von-darmspiegelungen-nach-alter-geschlecht-und-bildung/

Statistisches Bundesamt Destatis (Hrsg.). (2021). *Die 10 häufigsten Todesfälle durch Krebs: Ster-befälle durch Krebs insgesamt 2020*. https://www.destatis.de/DE/Themen/Gesellschaft-Um-welt/Gesundheit/Todesursachen/Tabellen/sterbefaelle-krebs-insgesamt.html

Steckelberg, A. & Mühlhauser I. (2011). *Darmkrebs Screening: Früherkennung*. Universität Ham-burg. http://patient-als-partner.de/media/darmkrebs_frueherkennung_2011.pdf

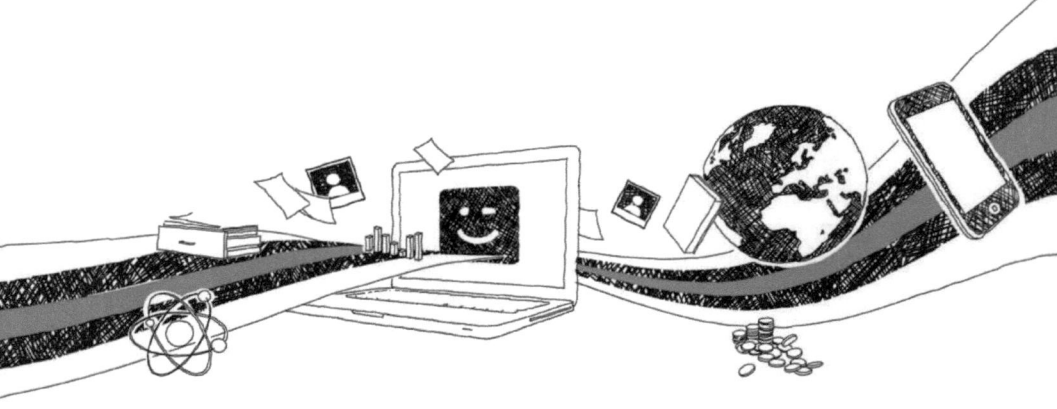
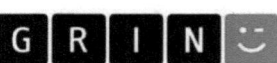